Digiuno

Intermittente

Il modo segreto per perdere grasso e costruire muscoli
massimizzando il tuo potenziale per vivere più a lungo

*(La guida completa per principianti per perdere peso
velocemente)*

TABELLA DEI CONTENUTI

Capitolo 1: Comprendere Il Digiuno Intermittente

Successivamente esamineremo solo le strategie alimentari che ci aiuteranno davvero a perdere peso più facilmente e quindi a migliorare la nostra salute. Questo capitolo fornisce ulteriori informazioni sui benefici del digiuno intermittente, per aiutarvi a capire come può essere utile per voi. Il digiuno è la pratica di astenersi da cibo e bevande per un determinato periodo di tempo. Il digiuno intermittente (IF) è un processo di digiuno e alimentazione. È una scelta popolare perché non indica la quantità da consumare, il che elimina molte persone che seguono diete speciali o che non apprezzano determinati alimenti. Si concentra maggiormente sul momento in cui il cibo deve essere consumato. Il digiuno intermittente comporta l'alternanza tra momenti in cui è semplicemente consentito mangiare facilmente e momenti in cui il digiuno è effettivamente richiesto. Naturalmente, se si vuole perdere peso o diventare più sani, è meglio mangiare cibi sani e nutrienti.

Esistono diverse tecniche di digiuno intermittente, ma tutte suddividono la settimana o il giorno in periodi per digiunare e mangiare facilmente.Forse vi sorprenderà scoprire che la maggior parte delle persone digiuna già tutti i giorni, anche quando dorme. Ciò significa che a un certo punto è davvero possibile prolungare il normale periodo di digiuno. Ad esempio, si può decidere di saltare la colazione e di consumare il primo pasto intorno al pranzo e il pasto serale verso le 20.00. Questo è un esempio noto come digiuno intermittente. In questo metodo si digiuna rigorosamente per 30 ore al giorno e si fa una pausa per mangiare solo per un periodo di otto ore al giorno. Il digiuno in questo modo, chiamato anche "metodo 16/8", è una delle alternative più popolari al digiuno intermittente. Contrariamente a quanto si pensa di fare attualmente, in realtà è più facile di quanto si possa immaginare. Non c'è bisogno di una grande pianificazione e molte persone che hanno provato questo tipo di dieta affermano di sentirsi meglio e più energici con una dieta rigorosa. All'inizio potresti avere qualche problema a sentirti davvero affamato, ma non ci vorrà molto perché il tuo corpo si abitui e si abitui semplicemente.

La cosa più importante da tenere a mente è che durante il periodo di digiuno non è consentito mangiare in alcun modo, ma si può bere per rimanere ben idratati. Alcune opzioni sono acqua, tè, caffè e altre bevande non caloriche. Alcune varianti di questo metodo di digiuno consentono di mangiare durante il periodo di digiuno, ma la maggior parte non lo fa. Se vi piace il gusto di una bevanda, è possibile consumare una bevanda o un integratore durante il digiuno, purché non sia una fonte di calorie. Esistono numerosi metodi di digiuno, non c'è alcuna rigidità e può essere incorporato nella vostra vita in qualsiasi modo. In questo libro esamineremo alcuni esempi di come potete incorporare questo concetto nel vostro stile di vita e di cosa dovrete consumare per ottenere il massimo dai vostri pasti. Oggi esamineremo il processo del digiuno intermittente. Il digiuno intermittente non è un piano alimentare, come già detto.

Capitolo 2: Qual È La Scienza Alla Base Del Digiuno Intermittente?

Il corpo umano immagazzina una buona energia sotto forma di grasso.Quando consumiamo un qualsiasi alimento, il nostro sistema digestivo lo converte in glucosio, che è la forma più elementare di zucchero che raggiunge il flusso sanguigno. In risposta all'aumento dei livelli di zucchero nel sangue, il pancreas rilascia un ormone noto come insulina, che serve a spostare lo zucchero extra nelle cellule e a convertirlo in energia.

Poiché il glucosio è la sostanza chimica più semplice e facile da convertire e utilizzare per produrre energia, è la scelta preferita per le fonti energetiche. Se si sceglie il glucosio come fonte energetica primaria, è chiaro che i grassi di solito non sono realmente necessari e vengono solo immagazzinati. Tuttavia, quando siamo a digiuno e non ingeriamo cibo, il nostro corpo subisce una serie di cambiamenti per facilitare l'accesso all'altra fonte di energia, cioè i grassi. Si tratta di cambiamenti ormonali e del sistema nervoso.

Gli ormoni più importanti coinvolti in questo meccanismo sono

Insulina: come già detto, l'insulina aumenta quando mangiamo. Tuttavia, si riduce notevolmente quando si consuma troppo cibo. Livelli insufficienti di insulina aiutano a bruciare i grassi per soddisfare il fabbisogno energetico dell'organismo.

L'ormone della crescita umano (HGH) è l'ormone che aiuta a costruire la massa muscolare e a eliminare il grasso. In uno stato di digiuno, i livelli di HGH aumentano fino a cinque volte rispetto a quando si mangia.

Norepinefrina La noradrenalina è un neurotrasmettitore endocrino che viene prodotto dal cervello e dai nervi simpatici in risposta a determinati stimoli, per far fronte a situazioni specifiche, note come reazione di lotta o fuga. Durante il digiuno, il sistema nervoso trasmette la noradrenalina alle cellule di grasso che vengono scomposte in 3 acidi grassi che possono essere utilizzati per soddisfare il fabbisogno energetico dell'organismo. I cambiamenti ormonali che si verificano durante un digiuno di breve durata possono aumentare il metabolismo dal 3,6 al 14%.

Tutti, ma soprattutto chi è attento al peso o sta cercando di dimagrire, conoscono il termine "calorie", che è scritto sotto forma di "Kcal" nelle specifiche nutrizionali di molti alimenti e ricette. La caloria è un'unità di misura utilizzata per misurare una buona energia. È semplice utilizzato per determinare la quantità di calorie contenute in varie bevande e cibi. Il rapporto tra calorie e perdita di peso può essere spiegato in termini semplici: per perdere peso è necessario consumare meno calorie di quelle che il corpo brucia ogni giorno. Anche se l'obiettivo principale del digiuno intermittente non è necessariamente quello di tenere traccia delle calorie, il vantaggio di questo metodo è che si consumano automaticamente meno calorie quando si segue una routine di digiuno intermittente.

Pertanto, davvero importante per il successo è sfruttare facilmente il tuo metabolismo più elevato e gestire il tuo apporto calorico per massimizzare gli stessi benefici del digiuno intermittente.Mangiare in modo frenetico e consumare pasti abbondanti può impedire di godere appieno della perdita di peso e degli altri risultati benefici che il digiuno intermittente può portare.

Gli studi hanno dimostrato che il digiuno intermittente può essere uno strumento estremamente efficace per la perdita di peso.

È stato osservato che i partecipanti hanno registrato una diminuzione del 4-14% della circonferenza della vita, il che significa che si sono liberati del grasso della pancia, considerato il tipo di grasso più grande e più pericoloso, in quanto è una fonte di grasso che si accumula intorno agli organi vitali ed è il fattore di rischio più importante per molte malattie, come l'ipertensione e le malattie cardiache.

Capitolo 3: Il Digiuno Intermittente Influisce In Modo Diverso Su Uomini E Donne?

Uomini e donne possono semplicemente reagire allo stesso modo in modo molto diverso al digiuno intermittente.Alcune donne dicono di aver raggiunto grandi risultati quando hanno digiunato con interruzioni. Tuttavia, altre donne hanno avuto effetti collaterali. Secondo una sintesi di PubMed, il digiuno può essere raccomandato come stile di vita e intervento medico sicuro che può migliorare la salute della donna in diversi modi.

Uomini e donne possono semplicemente reagire allo stesso modo in modo molto diverso al digiuno intermittente.Chi digiuna mangia ancora meno proteine. Se mangiate meno proteine, otterrete anche meno aminoacidi. Il corpo ha bisogno di aminoacidi per produrre IGF-

2 nel fegato e per stimolare i recettori degli estrogeni. IGF-2 stimola il ciclo riproduttivo e l'ispessimento del rivestimento dell'utero. Hai recettori degli estrogeni su tutto il corpo. Quando l'equilibrio estrogeno è disturbato, cambia anche la funzione metabolica, tra cui il turnover proteico, l'umore, la formazione ossea, la digestione, la cognizione e il recupero.

Gli estrogeni influenzano davvero il buon equilibrio energetico e l'appetito in modi diversi.Altera i peptidi che scatenano la sensazione di fame o di pienezza. Il peptide che scatena la fame è il grelina, mentre il peptide che stimola la sensazione di pienezza è la colecistochinina. Gli estrogeni attivano anche i neuroni, che bloccano la produzione di peptidi che regolano l'appetito. Se il tuo livello di estrogeni scende, ti sentirai affamato ed eccessivo.

In altre parole, gli estrogeni sono importanti regolatori metabolici.

Il rapporto dei metaboliti degli estrogeni, inclusi estrone, estriolo ed estradiolo, cambia nel tempo.Estron rimane più o meno lo stesso, ma l'estradiolo cade dopo la menopausa. I ruoli esatti di questi estrogeni non sono chiari. Alcuni credono che una riduzione dei livelli di estradiolo può causare il corpo a memorizzare più grasso come il corpo usa il grasso per produrre estradiolo. Questo può essere il motivo per cui alcune donne trovano difficile perdere grasso dopo la menopausa.

Il digiuno non è davvero adatto alle donne incinte che hanno davvero bisogno di grandi energie.Se non si dorme bene o si soffre di stress cronico, il digiuno intermittente metterà a dura prova il proprio corpo. Il corpo non ha bisogno di altro stress. Il digiuno intermittente può influenzare la vostra capacità riproduttiva se il vostro corpo lo vede come un importante fattore di stress. Questo influenzerà anche la vostra forma fisica e la vostra salute generale.

Il digiuno intermittente potrebbe davvero non essere davvero efficace per le donne quando si tratta di perdere facilmente peso.Allora, cosa dovresti fare se il digiuno non fa per te? Si dovrebbe mangiare e cucinare cibi integrali e fare esercizio fisico regolarmente. E' anche importante essere coerenti. Concentratevi sulla qualità e sulle calorie totali del vostro cibo. Dovresti dormire abbastanza anche tu. Se sei una donna e vuoi comunque digiunare, puoi farlo. Quello che conosce meglio il tuo corpo sei tu. Visita il tuo medico e digli del tuo desiderio di digiunare per la perdita di peso con interruzioni. È inoltre necessario eseguire le analisi del sangue e monitorare i risultati. Scopri come il tuo sangue e il tuo corpo cambiano a seguito del digiuno e decidi se questo schema alimentare è la scelta giusta per te.

Capitolo 4: Come Viene Immagazzinata L'energia?

Il corpo può immagazzinare energia in due modi; glicogeno e grasso.

Il cibo viene semplicemente scomposto in una varietà di macronutrienti nel digiuno intermittente attraverso la digestione.Questi macronutrienti vengono assorbiti nel flusso sanguigno e trasportati in tutto il corpo alle nostre cellule per varie funzioni. Ad esempio, i carboidrati vengono scomposti in glucosio affascinati dal flusso sanguigno e inviati alle cellule per essere utilizzati per produrre energia. Tuttavia, a digiuno intermittente, c'è un eccesso di glucosio nel sangue (glicemia alta), che verrà immagazzinato come glicogeno attraverso un processo chiamato glicogenesi. Il corpo può contenere solo così tanto glicogeno. Una volta che queste riserve sono piene, il glucosio in eccesso viene immagazzinato come grasso attraverso la lipogenesi.

Capitolo 5: Come Viene Utilizzata L'energia?

Quando le nostre cellule richiedono più energia di quella che il flusso sanguigno può fornire il glicogeno viene riconvertito in glucosio attraverso la glicogenolisi. Le nostre riserve di glicogeno vengono lentamente svuotate per riportare i livelli di zucchero nel sangue alla normalità. Quando queste riserve sono solo vuote, il grasso verrà semplicemente scomposto per una buona energia nella lipolisi. Ora stiamo bruciando grassi, Wahoo!

Continua ad espandere la tua conoscenza del digiuno intermittente.

Un ulteriore modo per attenersi alla dieta antobolica come scelta di vita a lungo termine è quello di tenere il cervello impegnato ad imparare sempre qualcosa di nuovo sul digiuno intermittente in tutte le sue forme. Visita i forum dedicati a questo argomento, segui le notizie e i blog. Se vai facilmente in palestra, fai amicizia con coloro che conducono davvero uno stile di vita simile al tuo.

Questo ti darà solo continue conferme che ciò che stai realmente facendo è valido e salutare.D'altronde, avere quanto più sostegno possibile permette di raggiungere più facilmente i propri obiettivi.

Anche se decidi di praticare la dieta antobolica per poco tempo in modo da perdere velocemente un po' di peso e poi tornare al tuo vecchio modo di mangiare, lascia che ti avverta: è molto probabile che tu finisca per fare della dieta antobolica uno stile di vita duraturo. Con un piccolo sforzo, puoi facilmente ottenere un corpo più sano e un aspetto molto migliore.Passando da uno stile di vita tradizionale ad uno stile di vita nuovo in grado di tirare fuori il massimo dal tuo corpo e dalla tua mente, non otterrai nient'altro che benefici.

Abbraccia anche tu la dieta antobolica!

Capitolo 6: Suggerimenti Per La Dieta Mediterranea

Usa verdure fresche e di stagione e assicurati di mangiarne facilmente sia una varietà che molte.La varietà manterrà le cose interessanti, oltre a fornirti molte vitamine e minerali diversi. L'uso di prodotti freschi di stagione manterrà bassi i costi ed eviterà di dover utilizzare confezioni di cibi fuori stagione. Prova a riempire metà del tuo piatto di verdure ad ogni pasto.

Passa dai cereali raffinati ai cereali integrali che contengono effettivamente nutrienti essenziali e carboidrati complessi.Scambia pane bianco, pasta e prodotti da forno a base di farina bianca con quelli integrali. Scegli i cereali integrali invece dei cereali a base di cereali raffinati e salta quelli con aggiunta di zucchero.

Usa grassi sani quando cucini facilmente. L'olio extra vergine di oliva spremuto a freddo è sempre un vincitore.Altre fonti di grassi sani includono semi, noci, avocado e olive. Puoi anche scambiare il burro sul pane per usare invece l'olio d'oliva.

Quando scegli facilmente i latticini, evita semplicemente le versioni a basso contenuto di grassi o quelle che sono state zuccherate.Lo yogurt greco semplice è un'ottima aggiunta ai cereali per la colazione. Consuma latticini in piccole quantità, ma includilo quasi ogni giorno, se non tutti i giorni, come buona fonte di calcio.

Includi i frutti di mare nella tua dieta circa due volte a settimana. C'è così tanto da scegliere e optare per il pesce grasso ti fornisce gli acidi grassi omega-

3 tanto necessari per aiutare a mantenere il tuo cuore sano. I crostacei possono essere utilizzati in una varietà di piatti, come la jambalaya. Attenzione alle potenziali allergie ai crostacei.

Aggiungi una dolcezza davvero salutare alla tua dieta sostituendo i dolci tradizionali con la frutta.Potete mettere in ammollo o cuocere la frutta secca (basta fare attenzione allo zucchero), servirla fresca, aggiungere un po' di yogurt greco a parte. Le possibilità sono infinite e una fonte naturale di zucchero invece dello zucchero aggiunto in eccesso.

facile Prova a cucinare facilmente un pasto senza carne ogni settimana.Usa verdure ricche di proteine, come legumi e fagioli, invece delle proteine della carne. Il giorno della settimana più popolare da provare è il "lunedì senza carne". Scambiare un pasto a settimana con un'opzione vegetariana ridurrà naturalmente l'assunzione di carne come carne rossa e pollame.

semplice Cambia il modo in cui pensi solo alla carne.La tipica dieta occidentale ruota intorno alla carne e all'amido. Allontanarsi da quelle grandi quantità di carne durante la maggior parte dei pasti può sembrare un po' scoraggiante. Inizia riducendo la quantità di carne per pasto per facilitare la transizione. Inizia a studiare e sostituire gradualmente le fonti proteiche vegetali per continuare a soddisfare il tuo fabbisogno proteico. Capitolo 6: Digiuno intermittente ed esercizio fisico

L'esercizio fisico è una parte vitale di un corpo sano e di uno stile di vita sano. È particolarmente importante rimanere attivi quando si invecchia. Mentre perdere peso dipende principalmente

dalla dieta, l'esercizio fisico ha un ruolo
da svolgere.

Benefici dell'esercizio sull'invecchiamento

Insieme alla dieta, l'esercizio gioca un
ruolo importante nel controllo del peso e
nella prevenzione dell'obesità. Per
mantenere il tuo peso, le calorie che
mangi e bevi devono eguagliare l'energia
che bruci. Per perdere peso, devi
consumare più calorie di quelle che
mangi e bevi.

Il tuo cuore è un muscolo, e solo
ottenere un semplice esercizio
cardiovascolare semplice e regolare
aiuta davvero ad allenare quel muscolo
dell'amore, mantenendolo forte.Migliora
anche la circolazione sanguigna,
aumenta la quantità di ossigeno nel
sangue e può abbassare la pressione

sanguigna. In breve, il cardio aiuta a prevenire le malattie cardiache.

L'esercizio fisico è davvero utile per migliorare facilmente l'umore e la salute mentale rilasciando solo sostanze chimiche di benessere nel tuo corpo.Queste sostanze chimiche, come le endorfine, aiutano a ridurre i livelli di stress e il rischio di sviluppare problemi di salute mentale, come la depressione.

Quando ti alleni, il tuo corpo rilascia sostanze chimiche e proteine che migliorano la funzione cerebrale. Questo aiuta a mantenere il tuo pensiero e il tuo giudizio affilati come una virata man mano che invecchi.

Non è un segreto che man mano che il tuo corpo invecchia, i tuoi muscoli e le tue ossa si indeboliscono.Ciò è particolarmente vero per le donne in post-menopausa quando il calo di alcuni ormoni diminuisce l'assorbimento del calcio. Tuttavia, l'esercizio fisico regolare rafforza i muscoli e migliora la densità ossea, offrendoti una maggiore mobilità e protezione contro gli infortuni in caso di caduta.

L'esercizio fisico può aiutare a ridurre il rischio di sviluppare alcuni tipi di cancro, come il cancro ai polmoni e al seno.

Man mano che invecchi, potresti semplicemente scoprire che il tuo semplice equilibrio non è più quello di una volta.La caduta spesso comporta un rischio molto maggiore di lesioni gravi con l'avanzare dell'età. L'esercizio fisico regolare aiuta a rafforzare i muscoli e migliorare l'equilibrio, riducendo il rischio di caduta.

Fare esercizio fisico regolare aiuta a stancare il tuo corpo in un buon modo, il che può aiutarti ad addormentarti più rapidamente, dormire più a lungo e ottenere un sonno di qualità migliore.

L'esercizio semplice aiuta davvero ad aumentare la circolazione, il che migliora l'apporto di ossigeno alle cellule del corpo.Questo è particolarmente importante quando si tratta di fornire al cervello abbastanza ossigeno per mantenere le cellule sane e funzionanti correttamente. Può anche ridurre il rischio di alcune condizioni cognitive legate all'età, come la demenza.

Potresti notare che non sei più flessibile come una volta, la tua gamma di movimento non è più così grande. Bene, l'esercizio può aiutarti anche in questo. Mantenere il corpo in movimento e includere lo stretching aiuterà ad aumentare la flessibilità e la gamma di movimento, che alla fine aiuta anche a prevenire gli infortuni.

Capitolo 7: Ora, Cosa Succede Se Hai Già Qualche Problema Di Salute?

È il caso di iniziare una dei metodi di digiuno intermittente? Mi spiace dirti che potrebbe non essere davvero una brillante idea provare il digiuno intermittente.

Ovviamente dipende dal problema e puoi risolvere tutti i tuoi dubbi chiedendo al medico.

Se sei sottopeso, o ti è stato detto che piuttosto che perderne qualcuno, hai bisogno di qualche chilo in più, io cancellerei ogni idea di iniziare un digiuno se fossi in te.

Sai quante donne vorrebbero essere al tuo posto? Siediti a tavola e mangia con gusto!

Se sei solitamente troppo ansiosa o i tuoi medici stanno ancora cercando di farti lavorare su uno stile di alimentazione sano, nonostante i numerosi benefici possano essere molto interessanti, devi seguire il consiglio medico, controllare il tuo peso e tutta la tua attenzione deve essere sul tuo equilibrio corporeo.

Vogliamo parlare delle ragazzine che si apprestano a diventare signorine? Beh, una giovane donna che non ha ancora avuto le prime mestruazioni potrebbe provare il digiuno intermittente, ma deve farlo molta attenzione. Io personalmente lo sconsiglierei dato che c'è il pericolo che la sua pubertà possa essere ritardata se digiuna troppo a lungo.

A prescindere da tutto una ragazzina non dovrebbe mai prendere decisioni del genere senza il consiglio di un adulto e uno specialista.

Comunque sia, in questi casi si possono fare tentativi di breve durata, mai digiunare a lungo!

A parte queste condizioni appena elencate ed altre più serie, voglio approfondire un altro paio di stati.

Tutti possono digiunare, tranne alcune categorie che voglio menzionare qui sotto. Ricorda sempre, non lo ripeterò oltre, che qualsiasi cosa andrà comunque discussa con uno specialista.

Una donna con le mestruazioni

Poiché le mestruazioni possono farti sentire debole, hai bisogno della tua forza, della tua resistenza, dei tuoi pasti e di tutte le calorie che necessiti durante il tuo flusso mensile.

Ma il digiuno significa che il tuo corpo riceve solo pochi rifornimenti o comunque non in modo continuo durante la giornata.

Se non vuoi pianificare un periodo di digiuno intermittente molto lungo, e vivi una vita molto sana, non dovresti avere alcun problema con il digiuno intermittente perché, in stato di carenza, un fisico in salute ha sempre riserve di energia dove poter attingere.

Però è sempre bene non esagerare perché si potrebbe assistere a una interruzione del ciclo mestruale.

Capitolo 8: La Conservazione

Molti contenitori metallici in commercio, come i barattoli dei legumi o dei pelati, possono essere rivestiti al loro interno da una resina contenente bisfenolo A che, alla pari di molti pesticidi, e un interferente endocrino pericoloso.

Il piombo, che può essere appena rilasciato dai contenitori di ceramica, è fondamentalmente considerato un possibile cancerogeno per polmoni, stomaco e cervello.Anche gli ftalati e gli adipati, presenti in alcuni tipi di plastiche morbide come le pellicole trasparenti in PVC sono interferenti endocrini. Possono entrare nel nostro corpo quando cibi grassi od oleosi, come formaggi e salumi sono stati a contatto con le pellicole utilizzate per avvolgerli. E preferibile acquistare pellicole trasparenti in polietilene che sono riconoscibili dalla dicitura "non contiene ftalati" oppure la cui confezione riporta la scritta "per alimenti" o il simbolo del bicchiere con la forchetta. In alternativa si possono mettere i cibi in una tazza e coprirli con la pellicola. Per lo stesso motivo e consigliabile evitare di mettere l'olio nelle bottiglie di plastica. L'olio extravergine di oliva patisce la luce. Vanno semplicemente conservati in bottiglie di vetro scuro o in bottiglie appena avvolte in una busta, tendenzialmente di alluminio, che le protegga dalla luce.Meglio non riutilizzare i contenitori in plastica di un alimento surgelato. Infatti la vaschetta di plastica rigida e fatta normalmente con PVC ed e progettata per temperature molto basse. Se riutilizzata per conservare cibi grassi od oleosi come condimenti e salse, magari versati ancora caldi, questi assorbono gli ftalati e gli adipati presenti nella confezione.

Per conservare gli alimenti il materiale migliore e il vetro che non rilascia sostanze neanche a caldo.

Anche la carta per alimenti e una buona soluzione.

Le vaschette di alluminio possono essere usati sia nel forno che nel congelatore e questo fatto li rende sicuramente molto pratici.

L'alluminio pero e un metallo pesante e quindi tossico. Di norma non inquina gli alimenti con i quali entra in contatto, a meno che pero essi non siano molto acidi o molto ricchi di sale.

Ancora una volta il contenitore di vetro costituisce la soluzione migliore.

Pochi sono a conoscenza della pericolosità delle muffe che possono contaminare gli alimenti e questo fatto vale in particolar modo per cereali integrali e raffinati, legumi, frutta secca e semi. Bisogna imparare a rendersi conto di quanto sia importante evitare di far sostare a lungo questi cibi in ambienti caldi e umidi come quello della cucina, perché queste sono le condizioni ideali che favoriscono la formazione di muffe e di funghi. Una lunga permanenza di cereali, legumi e frutta secca in cucina difatti forma sicuramente le micotossine, è un fatto comprovato senza eccezioni! Questo fenomeno capita soprattutto quando le confezioni sono state aperte o non sono integre.

Las micotoxinas, o aflatoxinas, invisibles a simple vista, son altamente cancerígenas y en realidad no solo se destruyen al cocinar los alimentos.Non si tratta di tenere pulita la cucina perché le tossine si formano lo stesso. E bene acquistare piccole quantità per evitare lunghe permanenze in cucina.

Capitolo 9: Il Digiuno Intermittente Offre Benefici Al Tuo Cervello.

Finora abbiamo visto che il digiuno intermittente può comportare una riduzione dello stress ossidativo, un tasso inferiore di infiammazioni, una riduzione dei livelli di zucchero nel sangue e una diminuzione della resistenza all'insulina, tutte cose molto benefiche per il tuo corpo. Questi semplici risultati sono davvero importanti per l'effettivo sviluppo e mantenimento di un cervello sano.Con l'avanzamento degli studi, sono state portate alla luce ulteriori prove del fatto che il processo di autofagia crea dei percorsi per lo stabilimento di nuovi neuroni e la costruzione di sinapsi tra di essi.

Questo processo è completato dal Fattore Neurotrofico Cerebrale o BDNF (Brain-Derived Neurotrophic Factor), una proteina presente nel cervello la quale influisce sulla funzione del cervello e allo stesso tempo del sistema nervoso periferico. Il digiuno comporta un aumento del BDNF, il quale supporta le cellule cerebrali esistenti generando allo stesso tempo la crescita di nuovi neuroni e sinapsi. En estudios con animales, el BDNF bajo se ha asociado realmente con la depresión, la pérdida de memoria y la cognición más baja.Ad esempio, uno studio su ratti con carenze di BDNF ha mostrato che essi avevano maggiori difficoltà a trovare la strada in un labirinto rispetto alle loro controparti nel gruppo di controllo o addirittura a ricordare dove trovare il cibo.

Anche se la maggior parte degli organi subisce una riduzione delle dimensioni con una dieta ipocalorica, gli studi sugli animali dimostrano che le dimensioni del cervello non vengono influenzate. Questo sembra indicare un tratto evolutivo che i nostri antenati svilupparono davvero come difesa contro la fame.Quando il cibo scarseggiava, avevano bisogno di avere un cervello più potente per poter cercare cibo evitando i predatori, quindi il loro cervello riceveva sostanze nutritive mentre altri organi potevano esserne privati.

Ci sono anche alcune prove che il digiuno intermittente aiuta davvero il cervello a ripararsi da lesioni e malattie, includendo semplicemente i danni causati da ictus.Inoltre, negli studi sulle lesioni della colonna vertebrale cervicale degli animali, i ratti che seguivano a giorni alterni il digiuno recuperavano la capacità di movimento e le funzioni dipendenti da una corretta funzionalità cerebrale.

Uno degli effetti più fastidiosi dell'invecchiamento è il declino cognitivo – perdita di memoria, difficoltà nell'elaborare le informazioni e nel prendere decisioni, problemi di concentrazione, lotta per comunicare, cervello annebbiato, ecc. Il DI offre però qualche speranza. Un articolo su **Age (Dordr)**, una rivista dei Paesi Bassi, ha riportato alcune ricerche in cui è stato dimostrato che il digiuno intermittente aveva effettivamente bloccato il declino cognitivo dei ratti, anche in quelli più anziani che mostravano già alcuni segni di deterioramento.

fondamentalmente Un altro vantaggio del digiuno intermittente sul cervello si manifesta nel trattamento delle convulsioni causate dall'epilessia.Sono in corso ricerche preliminari, ma diversi studi hanno già dimostrato che bambini e adulti che soffrono di epilessia hanno avuto un numero inferiore di episodi a seguito del digiuno. Alcuni di essi hanno presentato una riduzione del 99% quando invece non avevano avuto molto successo con i farmaci.

Capitolo 10: Dieta Del Metabolismo Veloce

Quando la tua digestione è diventata disfunzionale, ha bisogno di quello che potrebbe essere paragonato a un allenatore di fitness per rimetterla in forma - qualcuno che possa prendere le materie prime del tuo corpo e modellarle nel corpo che hai sempre desiderato. Pensate a me come a quel mentore e al Metabolismo Veloce come il vostro manuale per imparare a grandi linee il giusto modo di digerire.

Che cosa significa? Se fai un solo tipo di attività come la corsa, il tuo corpo si acclima a quell'attività e prima o poi smetti di ottenere risultati. Si raggiunge uno stallo. Si utilizzano muscoli simili in modo simile e in modo coerente e si dimenticano i vari muscoli del corpo. Allo stesso modo l'insegnamento a grandi linee stimola con un programma giornaliero a mantenere il corpo sotto shock, il Metabolismo Veloce stimola i tuoi esempi di dieta completando due cose:

1. Inondandovi con una parte dei nutrienti indispensabili che vi sono mancati, ma mai in modo simile per più di qualche giorno di fila

2. Chiede al vostro corpo di realizzare qualcosa di difficile, ma mai per più di qualche giorno di fila

Questo sistema mantiene il vostro corpo funzionante, sciocato e rafforzato, girando intorno agli schemi biochimici che hanno ostacolato la vostra digestione. È il promemoria del vostro corpo, e scatenerà un'ustione che brucerà calorie e grassi più che mai.

In generale, insegnare la digestione implica anche lo scambio di mappe per la cena (le troverete sempre più presto!), in modo da non rimanere mai bloccati o stanchi. Due giorni mangiando in un modo, due giorni mangiando in un altro, e dopo tre giorni mangiando una miscela di nutrienti totalmente diversa ed esplicita. Stimola la digestione, continua a mangiare in modo intrigante e funzionale.

È tutto tranne che una bravata. È semplicemente natura. È uno standard di base della scienza dei materiali: un corpo molto immobile in generale rimarrà molto immobile, tranne se qualcosa lo costringe a muoversi. Un corpo che si muove in generale rimarrà in movimento, tranne se qualcosa lo spinge a fermarsi. Lo stesso principio è applicato alla digestione. Quando convincete la vostra digestione a muoversi, è più semplice tenerla in movimento. Prendi il cavallo per le redini e lo porti a spasso per il recinto in modo da poterlo spostare nel rimorchio.

Attualmente dovresti semplicemente capire come ottenere la sollecitazione.

Capitolo 11: Il Processo Fisiologico In Atto Nell'organismo

Diamo solo un'occhiata a cosa succede esattamente nel nostro corpo quando gli diamo solo riposo dalla digestione costante.Una cosa è chiara: i nostri organi, soprattutto il cervello, devono continuare ad essere alimentati con energia per poter funzionare. Normalmente, questa energia è fornita dai macronutrienti che assumiamo attraverso il nostro cibo, e fornita alle cellule del corpo sotto forma di zucchero o, più precisamente, di glucosio. Ma anche se non mangiamo per un po', l'organismo sa come sostentarsi da sé tramite vari meccanismi e si nutre, per così dire, dall'interno.

Innanzitutto, possono essere impiegate le riserve di glucosio, che sono state immagazzinate nel fegato sotto forma di glicogeno perché superavano la quantità di energia richiesta e non potevano quindi essere utilizzate. Il semplice processo di rilascio di queste riserve e di conversione in grande energia utilizzabile è in realtà noto come gluconeogenesi.È estremamente importante provocare regolarmente la gluconeogenesi per contrastare l'aumento del fegato grasso, che può portare a malattie e disturbi epatici. Se questo non viene fatto, c'è un rischio maggiore di sviluppare obesità, diabete e altre malattie, tra cui il cancro al fegato. Quando questa riserva è esaurita, si utilizzano le scorte accumulate nel tessuto adiposo. Le molecole di grasso non vengono convertite in glucosio, ma in corpi chetonici. Anche questi fungono da efficace fonte di energia. Il processo di trasformazione di queste sostanze si chiama chetosi e inizia dopo circa dodici ore di digiuno a causa di una carenza di glucosio assoluto o relativo. Di conseguenza, i fastidiosi cuscinetti di grasso, che non solo sono indesiderabili dal punto di vista estetico, ma a cui si possono attribuire molte malattie croniche, cominceranno a restringersi. Uno studio condotto sui topi ha confermato questo fenomeno: gli animali che avevano accesso continuo al cibo, non solo guadagnavano peso, ma soffrivano anche di alti livelli di zucchero nel sangue e di danni al fegato. Al contrario, i topi che ricevevano cibo solo nell'arco di otto ore al giorno pesavano il 28% in meno rispetto al gruppo di controllo, nonostante il fatto che l'apporto calorico medio fosse lo stesso. Una situazione simile è stata osservata negli esseri umani: in meno di 50 settimane dal digiuno a intervalli, i soggetti dello studio hanno perso in media dal 6 all'8% del loro peso corporeo e 14 centimetri di circonferenza in corrispondenza dei fianchi.

Allo stesso tempo, la chetosi ha un effetto davvero positivo sui nostri valori del sangue ed è, quindi, direttamente correlata alla nostra salute cardiovascolare.Il colesterolo HDL buono aumenta in modo dimostrabile durante il digiuno intermittente, mentre il colesterolo LDL cattivo diminuisce. Gli scienziati dell'Intermountain Heart Institute Medical Center in Utah sospettano che il corpo utilizzi anche il colesterolo LDL per produrre energia quando le riserve di glucosio si esauriscono. Questo riduce al minimo un fattore di rischio cruciale nello sviluppo dell'arteriosclerosi, malattia provoca la formazione di depositi nelle pareti dei vasi sanguigni, causando la costrizione degli stessi e, conseguentemente, una riduzione dell'apporto di ossigeno ricevuto dagli organi. Queste condizioni possono portare ad un arresto cardiaco o a un ictus quando i vasi si bloccano completamente. Il Journal of Biochemistry ha anche scoperto che periodi di digiuno regolari causano la formazione di adiponectina, una proteina che protegge semplicemente dalle malattie cardiache e dagli attacchi di cuore.

Inoltre, il metabolismo degli zuccheri può finalmente autoregolarsi, quindi non ci sarà più la vera necessità di secernere enormi quantità di insulina per far entrare il glucosio nelle cellule.Secondo alcuni test, in soggetti umani che hanno seguito un regime di digiuno intermittente per alcune settimane è stato possibile rilevare un livello di insulina ridotto dal 25 al 2 45 % e un livello di zucchero nel sangue ridotto dal 6 al 12 %. Questa è una buona notizia non solo in termini di prevenzione del diabete, in quanto questo ormone ha una grande influenza su ulteriori processi nel corpo.

Per esempio, troppa insulina favorisce i processi infiammatorie ciò è particolarmente importante per quanto riguarda l'attenuazione dei sintomi delle malattie infiammatorie autoimmuni come la sclerosi multipla, i reumatismi o le allergie.

Inoltre, l'insulina interferisce con la formazione dell'ormone leptina, responsabile della sazietà e della soddisfazione per l'assunzione di cibo.Evitare di mangiare troppo è quindi più facile, poiché i segnali provenienti dal corpo sono più chiari da interpretare quando si è sazi. Per quanto riguarda gli atleti di forza che vogliono digiunare, è meno raccomandabile che il corpo attinga energia anche dalle sue riserve di proteine, perché questo può portare a una perdita muscolare a breve termine. Non appena le riserve di proteine nei muscoli sono esaurite, tuttavia, l'avviamento del metabolismo dei grassi inibisce l'ulteriore degrado muscolare. In confronto ad altre diete, uno studio comparativo mostra che il digiuno intermittente comporta una perdita muscolare minore.

Ciò è dovuto ad un ulteriore processo: circa 10-12 ore dopo l'ultima assunzione di cibo, viene rilasciato il cosiddetto ormone della crescita, indicato dalla sigla HGH noto anche come somatropina. L'insulina lo impedirebbe. L'HGH è un ormone anabolico e quindi promuove la formazione di massa muscolare. Inoltre, rafforza le ossa e le prestazioni del cervello e ringiovanisce l'organismo a tutto tondo. Per questo motivo è anche conosciuto come ormone anti-invecchiamento; purtroppo, però la sua produzione diminuisce fortemente a partire dai 30 anni di età.

Lo sballo che proviamo quando siamo affamati si chiama anche "euforia da digiuno", un fenomeno che, dal punto di vista evolutivo, può essere ricondotto alla necessità di facilitare il superamento del periodo di fame. Chiunque si fosse ritirato a malincuore in questi tempi di difficoltà sarebbe morto di fame. Soprattutto durante i periodi di fame, era necessario essere motivati per riuscire a trovare qualcosa da mangiare. Questo potrebbe anche spiegare il motivo per cui, in questi frangenti, si rileva solitamente un aumento del rilascio di adrenalina, cioè l'ormone dello stress, e del fattore di crescita nervosa BDNF, conosciuto anche come il fattore neurotrofico di derivazione cerebrale. Quest'ultimo è associato al miglioramento delle capacità cognitive e alla formazione di nuove cellule cerebrali. In passato, era responsabile dell'aumento di attenzione durante la caccia o le spedizioni alla ricerca di cibo, un altro intelligente trucco di sopravvivenza del corpo. Oggi, per noi significa non solo maggiore concentrazione e creatività, ma anche minore suscettibilità a malattie neurologiche come il morbo di Parkinson o la demenza.

È già stato dimostrato negli animali che il digiuno intermittente contribuisce positivamente all'invecchiamento del cervello, migliora la memoria e le funzioni di apprendimento e protegge dai danni causati dagli ictus.

All'inizio del regime di digiuno, probabilmente sperimenterete più inquietudine e nervosismo, ma non appena vi abituerete alla nuova dieta, l'equilibrio interiore e la calma prenderanno il sopravvento.

C'è solo un tipo di cellula nel nostro corpo che in realtà non trae gli stessi benefici dal metabolismo dei grassi, vale a dire le cellule tumorali.Per poter crescere, queste cellule si nutrono quasi esclusivamente di zucchero e, di conseguenza, vanno incontro a morte naturale durante il digiuno. Studi sui topi hanno già dimostrato che, seguendo un regime di digiuno intermittente, si verifichi una crescita più lenta delle cellule tumorali e, nel caso sia già presente un cancro, una maggiore aspettativa di vita del soggetto.

Inoltre, all'ospedale universitario della Charité di Berlino è stato possibile rilevare un miglioramento degli effetti e una migliore tolleranza dei trattamenti chemioterapici e radioterapici quando questi vengono accompagnati da periodi di digiuno. Alcuni scienziati sostengono che il digiuno, oltre ad eliminare le fonti di sostentamento delle cellule tumorali, consenta semplicemente all'organismo di riconoscere meglio queste ultime e distinguerle da quelle sane. Normalmente, le cellule intatte del corpo ne risentirebbero, con conseguenti fastidiosi effetti collaterali come la perdita di capelli e la nausea: tuttavia, ciò di verificherebbe con minore frequenza e probabilità quando i trattamenti vengono somministrati in combinazione con il digiuno.

Capitolo 12: Come Entrare In Modalità Brucia Grassi

Quindi, come ci riesci? Tutta quell'energia immagazzinata nel "congelatore" sotto forma di grasso e non accessibile durante l'esercizio. Ma l'unica ragione per cui non può essere utilizzato è perché il tuo corpo non è adatto a bruciare i grassi.

Seguendo facilmente una dieta a basso contenuto di carboidrati o una dieta chetogenica, puoi semplicemente allenare il tuo corpo a bruciare i grassi. Allo stesso modo, esercitandoti a digiuno, puoi allenare i muscoli a bruciare i grassi.

Gli studi stanno iniziando a dimostrare i benefici dell'allenamento a digiuno. Ad esempio, questo studio ha esaminato le fibre muscolari sia prima che dopo l'allenamento a digiuno.

Ciò significa che digiuni per un certo periodo di tempo, di solito circa 16 ore e poi ti alleni, la combinazione di insulina bassa e alti livelli di adrenalina creati dallo stato digiuno stimola l'effetto bruciagrassi del nostro corpo e l'ossidazione del grasso periferico (combustione del grasso per produrre energia).

I nostri corpi hanno la capacità davvero meravigliosa di adattarsi a ciò che è facilmente disponibile.Quando digiuniamo, esauriamo gran parte dello zucchero immagazzinato. I nostri muscoli diventano quindi molto più efficienti nell'uso dei grassi per produrre energia.

Questo accade perché il muscolo "impara" come utilizzare il grasso per produrre energia.In altre parole, i nostri muscoli imparano a bruciare i grassi, non lo zucchero.

Osservare le cellule muscolari prima e dopo l'esercizio fisico a digiuno, puoi vedere che ci sono più fasci muscolari, ma anche che c'è una tonalità più profonda di rosso, che indica più grasso disponibile per l'energia.

Ricordati che il corpo può impiegare diverse settimane per imparare e bruciare il grasso al posto degli zuccheri, quindi datti tempo.

Una buona pratica e di allenarsi ogni giorno a digiuno per iniziare a creare questi adattamenti strutturali che ti permetteranno di diventare una macchina bruciagrassi.

Capitolo 13: Cos'è Il Digiuno Intermittente 16/8?

Per prima cosa, definiamo cos'è il digiuno. Ebbene, il digiuno è un processo volontario in cui un partecipante trascorre un periodo di tempo, lungo o breve, senza mangiare cibo per motivi religiosi o per promuovere la salute. I digiuni differiscono principalmente per la durata della privazione del cibo. Alcune persone digiunano per 12 ore, altre per 24 ore e altre ancora per oltre 30 giorni. Questi periodi di digiuno non sono fissi. Uno dei metodi di digiuno comuni è chiamato digiuno intermittente 16/8. Il praticante attraversa due cicli in un periodo di 24 ore, 16 ore di digiuno e 8 ore durante le quali mangiare. L'intento principale è quello di indurre un consumo di calorie inferiore a quello tipico, concentrandosi interamente sui tempi dei pasti e sulla frequenza dei pasti.

In realtà è essenziale distinguere tra digiuno e inedia.Una differenza fondamentale è che il digiuno è volontario mentre la fame è involontaria. La fame si verifica quando il cibo viene negato mentre il corpo ha bisogno di sostentamento. Il digiuno, in sostanza, è principalmente una tecnica di pulizia della casa.

Pollo Con Cipolla Rossa E Cavolo Riccio

250 g petto di pollo

250 g di pomodori

2 peperoncino

2 cucchiaio di capperi

10 g di prezzemolo

succo di limone

4 cucchiaini di olio extravergine di oliva

4 cucchiaini di curcuma

100 g di cavolo riccio

40 g di cipolla rossa

2 cucchiaino di zenzero fresco

100 g di grano saraceno

1. Ora che abbiamo chiaro cosa utilizzare, passiamo alla preparazione.

2. Mettiamo a marinare il petto di pollo per 10 minuti con 1/2 di succo di limone, 2 cucchiaino di olio e un altro di curcuma.

3. Tagliamo a dadini 130 g di pomodori e li condiamo con il peperoncino, 2 cucchiaio di capperi, 2 cucchiaino di curcuma e uno di olio, succo di 1/4 di limone e prezzemolo tritato.

4. Cuociamo il petto di pollo per un minuto per lato e, poi, continuiamo la sua cottura nel forno per circa 20 minuti a 250°. Lasciamolo riposare coperto da un foglio d'alluminio.

5. Passiamo alle verdure:

6. mettiamo a cuocere a vapore per 10 minuti il cavolo tritato in base alle nostre preferenze.

7. In una padella soffriggiamo la cipolla rossa con un cucchiaino di zenzero e uno di olio, e aggiungiamo i restanti ingredienti per insaporire il tutto prima di servire.

Capitolo 14: Digiuno Ad Eliminazione Per Le Intolleranze.

L'alimentazione può influire sui disturbi muscolo scheletrici, quindi sul mal di schiena, sul dolore al collo, sul dolore al ginocchio è quindi fondamentale non sottovalutare anche quest'aspetto, altrimenti si potrebbe avere un risultato a breve termine, ma poi il problema ritorna. La cosa importante è affrontare il problema alla radice cioè togliere la causa del problema, perché fare solo delle terapie sulla parte che crea disagio, darà dei risultati a breve termine. Il digiuno è sicuramente la terapia alimentare più drastica e quindi è anche la terapia che toglie tutti gli alimenti che non tolleriamo, che possono causare delle reazioni del sistema immunitario e quindi che possono causare dolore e infiammazione. Quando digiuniamo, ovviamente non mangiamo davvero nulla, di conseguenza non mangiamo nemmeno facilmente i cibi che ci fanno male,in questo caso ci viene in aiuto il digiuno ad eliminazione, ovvero per prima cosa eliminiamo gli alimenti, per poi reintrodurli poco alla volta, potrebbe volerci del tempo ed i risultati posso tardare ad arrivare perché bisogna capire quali sono gli alimenti che ci creano disturbo, ovviamente un esame mirato a capire quali siano i cibi che ci creano intolleranze, ci aiuterà a velocizzare tutto il processo.

Capitolo 15: Digiuno Intermittente A Giorni Alterni

Il digiuno intermittente a giorni alterni incorpora davvero periodi più lunghi di digiuno a giorni alterni solo durante la settimana.Ad esempio, nel grafico sottostante dopo la cena del lunedì si magia di nuovo martedì sera.

Mercoledì, tuttavia, si mangia tutto il giorno e poi ricomincia il ciclo di digiuno di 24 ore dopo la cena di mercoledì sera.

Ciò ti consente di ottenere lunghi periodi di digiuno in modo coerente mentre si mangia almeno un pasto ogni giorno della settimana.

Questo stile di digiuno intermittente sembra essere usato spesso negli studi di ricerca.

Il vantaggio del digiuno intermittente a giorni alterni è che ti dà solo più tempo nello stato di digiuno rispetto ad altri metodi di digiuno.

Il risultato finale è che la maggior parte delle persone che provano il digiuno intermittente finiscono per perdere peso perché la dimensione dei loro pasti rimane simile anche se alcuni pasti vengono tagliati ogni settimana.

Se si sta cercando di perdere peso, questo non è un problema.

Riassumndo, il digiuno è stato praticato per secoli da vari gruppi religiosi e la ricerca ha mostrato che molti sono i benefici per la salute del digiuno per migliaia di anni.

In altre parole, il digiuno non è una nuova moda passeggera o un folle stratagemma di marketing.

È in circolazione da molto tempo e funziona davvero.

In realtà il digiuno sembra estraneo a molti di noi semplicemente perché nessuno ne parla così tanto.

Volendo essere maligni, si potrebbe ad esempio dire che nessuno può fare molti soldi dicendoti di **non** mangiare i suoi prodotti o di **non** assumere i suoi integratori.

In altre parole, il digiuno non è un argomento molto commerciabile e quindi non siamo esposti a pubblicità e marketing.

È ben difficile in realtà vendere il **non** consumo.

Suggerirei di fare un digiuno di 24 ore anche se non si ha intenzione di fare frequentemente il digiuno intermittente.

Può essere utile per insegnare a sé stessi che si sopravvive benissimo anche senza cibo per un giorno.

Questo rende psicologicamente più facile adottare per lungo tempo uno dei metodi di digiuno meno drastici.

Insalata Vegana (Lenticchie E Feta)

Ingredienti

- Olio extravergine d'oliva
- Limone, spremuto
- Cannella (macinata)
- Sale marino Lenticchie (cotte)
- Pomodoro (medio, a dadini)
- Feta (sbriciolata)
- Prezzemolo (tritato)
- Cipolla Rossa (finemente tagliata a dadini)
- e pepe nero (a piacere)

Preparazione

1. Mescola tutti gli ingredienti in una ciotola grande fino a quando non sono ben combinati.
2. Aggiungere il sale marino e pepe nero qb.
3. Dividi in ciotole e divertiti!

Tofu Scramble

Ingredienti

- pepe nero
- curcuma
- salsa di soia
- sale
- 349 gr di firm tofu
- 3 pomodori maturi medio-piccoli
- prezzemolo
- mezzo scalogno grande
- 2 grande spicchio d' aglio
- olio extravergine d'oliva

1. Tritate le cipolle verdi e tagliatele a metà.
2. Mettetele in una padella antiaderente grande, scaldatele a fuoco medio e cospargetele con un filo d'olio.

3. Tagliate i pomodori a pezzi non troppo piccoli e metteteli nella pentola.

4. Tagliate il tofu a pezzetti e schiacciatelo con una forchetta, lasciando alcuni pezzi più grandi e il resto dei pezzi più piccoli.

5. Aggiungete il tofu in padella e lasciatelo scottare per circa 10 minuti.

6. Aggiungete una presa di curcuma, una di pepe nero, una di sale e un filo di salsa di soia.

7. Mescolate il tofu con una paletta ogni poco.

8. Quando la maggior parte dell'acqua è evaporata, il tofu scramble sarà pronto.

9. Aggiungere prezzemolo a piacere.

Mix Di Verdure A Basso Contenuto Di Carboidrati

Ingredienti:

- 2 cucchiaio di burro, burro chiarificato o olio extravergine di oliva
- ¾ di tazza di cavolo riccio/spinaci sminuzzati
- 1/2 di tazza di funghi shiitake o champignon a fette
- 6 fette di formaggio Halloumi
- 2 cucchiaio di salsa marinara a basso contenuto di carboidrati fatta in casa
- alcune foglie di basilico
- 6 mini-peperoni rossi, giallo/arancioni o 2 peperone piccolo
- 2 cucchiaino di burro chiarificato/olio extravergine di oliva

- un pizzico di sale marino a piacere
- 2 cucchiaino di semi di lino
- 2 cucchiaino di semi di zucca
- 2 cucchiaino di semi di girasole

Preparazione:

1. Preriscalda il forno a 180°C se ventilato o a 250°C se tradizionale.
2. Metti i peperoni in una teglia e cospargili di olio d'oliva e un pizzico di sale.
3. Cuoci in forno per 50 minuti.
4. Metti i semi in un'altra teglia e cuocili in forno per 8 minuti o finché non sono dorati.
5. Toglili dal forno e falli raffreddare.
6. Scalda il burro a fuoco medio in una padella antiaderente, aggiungi i funghi e cuoci per 5 minuti. Condisci con sale a piacere.

7. Friggi l'Halloumi in 2 cucchiaio di burro chiarificato/olio di oliva a fuoco medio-basso per circa 5 minuti per lato, o finché non è dorato.

8. Una volta che i peperoni sono pronti, falli raffreddare leggermente. Rimuovi i filamenti e i semi.

9. Schiaccia l'avocado con una forchetta e mischia con olio d'oliva, sale, pepe, lime e fiocchi di peperoncino.

10. Metti il cavolo riccio e i funghi in una ciotola con semi, Halloumi, peperoni e aggiungi l'avocado schiacciato, la salsa marinara e il basilico fresco.

Porzioni Di Bombe Di Pollo Avvolte Nella Pancetta

LA PREPARAZIONE

- 8 once di crema di formaggio, ammorbidita
- 1 tazza di ricotta intera
- 4 libbre (circa 3) disossate, senza pelle, petti di pollo
- 20 once di spinaci surgelati

Sale e pepe a piacere

12 fette di pancetta

L'ESECUZIONE

1. Scongelare gli spinaci e strizzare quanta più acqua possibile. Preriscalda il forno a 375 ° F.

2. Mescolare gli spinaci con la crema di formaggio e la ricotta intera. Condite con sale e pepe a piacere.

3. Tagliare a metà i petti di pollo come mostrato. Vuoi che siano ancora abbastanza spessi da poter tagliare i sacchetti.

4. Tagliare con cura le tasche in una delle estremità di ogni pezzo di pollo. Se tagli accidentalmente fino in fondo, potrebbe fuoriuscire un po 'di ripieno, ma non è un grosso problema. Bacon può aggiustare tutto. Farcire le tasche con il ripieno di formaggio.

5. Avvolgi strettamente due fette di pancetta attorno a ogni pezzo di pollo.

Prova a sigillare l'estremità aperta e tutti i fori in cui il riempimento potrebbe fuoriuscire. Tuttavia, non avvolgerlo così stretto che il pollo si ripieghi su se stesso o potresti avere difficoltà a cuocerlo.

6. Rosolare in padella il pollo avvolto nella pancetta in una padella calda. Non dovete rosolare uniformemente tutti i lati perché saranno rifiniti in forno.

7. Metti i pezzi di pollo in una pirofila mentre finisci gli altri.

8. Cuocere per 35-45 minuti fino a quando la pancetta è ben croccante e il pollo è completamente cotto. Il pollo è pronto quando raggiunge i 165°F.

Capitolo 16: Il Digiuno Intermittente Per Dimagrire

Oggigiorno, a livello mondiale, assistiamo purtroppo ad un ampio ventaglio di patologie correlate all'obesità, come il diabete, le malattie cardiovascolari, la demenza e alcuni tipi di tumori. Queste patologie potrebbero venire drasticamente ridotte con la semplice perdita di peso e i conseguenti miglioramenti nella sensibilità insulinica.

Cos'è la sensibilità insulinica?

L'insulina è un ormone prodotto dal pancreas e rilasciato nel circolo sanguigno nel momento in cui la glicemia supera il suo valore normale, quindi dopo i pasti contenenti una certa quantità di carboidrati. Il ruolo principale dell'insulina è, infatti, quello di riportare la glicemia a livelli normali favorendo l'entrata dell'eccesso di glucosio ematico verso i tessuti dell'organismo sensibili all'insulina, ossia muscoli, fegato e tessuto adiposo, e stimolando al loro interno sia l'ossidazione del glucosio per la produzione di energia sia lo sfruttamento dello stesso per la formazione di riserve di grasso nelle cellule adipose e di riserve di zucchero nel muscolo e nel fegato utilizzabili durante momenti in cui la glicemia inizia a diminuire sotto il suo livello standard, come ad esempio durante un allenamento o durante una fase di digiuno. Il problema subentra quando il glucosio risulta in eccesso rispetto al fabbisogno dell'organismo: tale eccesso andrà a formare riserve lipidiche nel tessuto adiposo. Importantissimo è il concetto di sensibilità insulinica dei tessuti, ovvero l'efficacia con cui i recettori insulinici dei tessuti interagiscono con l'insulina. Quando i tessuti muscolari e apatici hanno una così buona sensibilità all'insulina, il glucosio viene assorbito molto bene da questi tessuti, facilitando la formazione delle riserve di glicogeno e il nutrimento del tessuto muscolare. Se, invece, la sensibilità insulinica risulta più bassa, allora la glicemia tende a rimanere più alta per più tempo e viene favorito l'indirizzamento del glucosio verso il tessuto adiposo con maggiore formazione di grasso. Ognuno di noi ha geneticamente una sua sensibilità insulinica di base: certi soggetti rispondono bene all'assunzione di carboidrati, altri meno bene. In generale, comunque, anche per chi ha una buona sensibilità insulinica bisogna evitare di assumere elevate quantità di zuccheri semplici e preferire alimenti contenenti carboidrati più complessi, in modo da avere un assorbimento più graduale di glucosio. La quantità di soli carboidrati totali deve quindi essere commisurata alle tue esigenze individuali.

Capitolo 17: Ma Qual È La Dieta Migliore Per Dimagrire?

Questa domanda è appena stata dibattuta nel mondo della nutrizione.La maggior parte dei programmi dietetici per il controllo del peso si basa sulla riduzione delle calorie su tutto l'arco della giornata ma, soprattutto ultimamente, un approccio alternativo che sembra essere molto efficace è rappresentato dalla restrizione energetica intermittente, o digiuno intermittente.

Ci sono più motivi per cui il digiuno intermittente è un buon metodo per dimagrire e favorire la ricomposizione corporea:

Permette la diminuzione del grasso corporeo, e quindi del peso, tramite lipolisi

Incrementa il dispendio calorico poiché stimola la proteina di disaccoppiamento mitocondriale, ossia una proteina presente nei mitocondri in grado di dissipare l'energia: in parole povere, le calorie derivanti dal cibo vengono bruciate di più e immagazzinate di meno sotto forma di grassi;

In una dieta ipocalorica, riduce la perdita di massa muscolare.

...E dal punto di vista del metabolismo, come si comporta il digiuno intermittente?

Durante le ore in cui si digiuna, prevalgono le reazioni cataboliche che, però, vengono più che compensate da quelle anaboliche nelle ore di alimentazione.

Uno degli obiettivi del digiuno è riuscire a migliorare il metabolismo lipidico rispetto a quello glucidico, aspetto permesso proprio dalle tante ore senza mangiare in cui vi è scarsa disponibilità di glucosio. Per sopperire a questa carenza di zuccheri, le cellule che possono farlo iniziano ad utilizzare i lipidi piuttosto che il glucosio per ricavare l'energia necessaria.

Proprio grazie a questo aspetto, il digiuno intermittente è utile per chi è metabolicamente inflessibile, ossia per i soggetti che sfruttano più i carboidrati rispetto ai grassi e che non hanno un buon metabolismo lipidico.

www.ingramcontent.com/pod-product-compliance
Lightning Source LLC
Chambersburg PA
CBHW070542030426
42337CB00016B/2311